L'HYGIÈNE

DE

LA TABLE

AUTRES PUBLICATIONS DE L'AUTEUR.

L'HYGIÈNE

DE

LA TABLE

CONFÉRENCE FAITE AU PROFIT DE

L'ASSOCIATION VALENCIENNOISE DE L'ENSEIGNEMENT

POPULAIRE

PAR

LE Dr ALFRED LEJEAL

Vice-Président de l'Association

Chirurgien en chef de l'Hôtel-Dieu, Membre du Conseil d'Hygiène

de la Société impériale de Chirurgie

de la Société de Médecine du Nord, des Antiquaires de Picardie

VALENCIENNES

LEMAITRE, LIBRAIRE-ÉDITEUR

RUE DU QUESNOY, 14 ET 16

—

1870

Cette conférence n'était pas destinée à l'impression ; elle n'avait eu pour but que de seconder une œuvre à laquelle l'auteur à regardé comme un devoir de s'associer dès le principe. Quelques amis trop indulgents (était-ce bien des amis du premier degré ?) l'ont engagé à la publier. Il n'a pas osé s'y refuser, parce qu'il espère que si peu dignes qu'elles soient d'être livrées au public, ces pages pourront du moins servir à attirer l'attention sur une *association* essentiellement morale et civilisatrice.

A. L.

L'HYGIÈNE

DE

LA TABLE

———

Messieurs,

Au moment de prendre la parole devant vous, je ne puis me défendre d'une certaine inquiétude. Vous êtes accoutumés à entendre dans cette enceinte d'élégantes dissertations sur les sujets les plus attrayants de l'histoire, de la littérature ou de la philosophie, c'est-à-dire sur tout ce qui a trait aux choses de l'esprit. N'y a-t-il pas quelque témérité à venir vous entretenir aujourd'hui d'une science d'un ordre bien moins élevé, puisqu'elle a simplement pour objet la conservation et l'amélioration de la santé. Mais on ne peut se dissimuler que depuis quelques années, il n'y ait comme un souffle puissant, qui pousse vers les études pratiques et positives, et que, si l'intelligence a des droits supérieurs et indéniables, notre pauvre enveloppe terrestre, si longtemps négligée, mérite bien aussi quelque peu la sollicitude de la science. *Mens sana in corpore sano*, une intelligence saine dans un corps sain, dit la maxime antique, qui réunissant dans une même formule l'idéal des deux parties de notre être nous montre, que s'il est utile de cultiver la morale, cette hygiène de l'esprit, il ne faut pas pour cela oublier l'hygiène, cette morale du corps.

Un philosophe a dit : l'homme ne meurt pas, il se tue. Cette pensée aussi féconde qu'affligeante, sert de frontispice à la science de l'hygiène, et nous serions presque tenté de la définir, la science qui empêche l'homme d'accomplir ce véritable suicide, et lui permet d'atteindre ces limites extrêmes de la vie après lesquelles aspire l'humanité toute entière.

Ai-je besoin de beaucoup insister sur l'utilité de notre science ? Ses applications ne sont-elles pas de toutes les heures, de tous les instants, et, si comme l'a dit Fontenelle, la santé est l'unité qui fait valoir les zéros de la vie, quel intérêt n'avons-nous pas à la conserver et à l'améliorer.

Loin de nous la pensée de mettre l'hygiène au-dessus de toutes les sciences ! Mais que la marche des astres qui brillent au-dessus de nos têtes, que la nature des arbres qui peuplent nos forêts, des plantes qui garnissent nos parterres nous soit inconnue, que le mécanisme de la locomotive qui nous transporte à travers l'espace soit pour nous lettre close, où sera le péril ? que nous ignorions au contraire les dangers des milieux où nous respirons, que nous méconnaissions les qualités des subtances destinées à alimenter nos organes, que nous oublions l'influence pernicieuse des passions de tous genres sur les fonctions de notre économie, et notre santé, notre vie même pourra être compromise.

La vulgarisation des notions hygiéniques parmi les gens du monde est bien autrement importante que celle des connaissances médicales. Un exemple vous le fera comprendre. Qu'après une course forcée, vous vous exposiez à un refroidissement subit en ingérant une boisson froide, ou en vous plaçant près d'une fenêtre ouverte, je suppose : une fluxion de poitrine pourra être le résultat de votre imprudence. Que vous serviront alors vos connaissances en médecine ? Moralement à vous alarmer; ou vous vous exagérerez la gravité de votre affection ou vous vous en amoindrirez les conséquences, rarement vous verrez juste. Rappelez-vous, comme preuve à l'appui, la façon si judicieuse dont se soignent la plupart des médecins malades. Du reste, serez-vous bien disposé, lorsque votre respiration sera haletante, que votre cœur excité par la fièvre battra à rompre votre poitrine, que votre cerveau congestionné sera sous le coup de quelque conception délirante, serez-vous, dis-je, bien disposé d'abord à reconnaître votre maladie, puis à combiner un traitement convenable et à l'appliquer ? Evidemment non.

Mais qu'au contraire l'hygiène vous ait appris les dangers de l'absorption d'une boisson froide ou d'un refroidissement, le corps étant en sueur ; qu'elle vous ait fait saisir la grande susceptibilité des bronches ou du tissu pulmonaire lui-même à s'enflammer sous l'influence des transitions brusques de température ; oh alors ! après votre course trop rapide, la peau baignée de sueur, à peine entré dans votre appartement, vous éviterez d'absorber de l'eau glacée, vous vous empresserez de fermer votre fenêtre, et votre transpiration disparaîtra insensiblement sans que le froid ait amené de répercussion vers la poitrine, et vous aurez ainsi sagement évité une affection capable de vous mener au tombeau.

Je n'ai pas l'intention, et l'on me croira sans peine, de vouloir amoindrir le rôle de la médecine, mais je ne puis m'empêcher de reconnaître hautement la prééminence de l'hygiène. Il en est de nos deux sciences, ou plutôt de nos deux arts, comme de la diplomatie et de l'art de la guerre. L'hygiène c'est la diplomatie s'ingéniant à maintenir l'ordre et la paix par de savantes et prudentes combinaisons ; la médecine c'est la lutte contre les coups de l'ennemi, lorsque les efforts de l'hygiène ont été méconnus ou infructueux.

Quelque esprit malin ne manquera pas de me dire : vous êtes orfèvre M. Josse, et comme les oracles antiques, vous défendez les abords du temple. Mais n'oubliez pas, Messieurs, que si l'inobservance des lois de l'hygiène est une des causes fréquentes de maladies, la médecine appliquée sans discernement par les malades eux-mêmes, ce qu'on pourrait appeler la médecine personnelle, en détermine bien aussi sa bonne part. Pour clore ce parallèle, je résumerai volontiers ma pensée en disant que l'hygiène est l'ennemie irréconciliable de la médecine, et s'il m'était permis de reproduire ici un mot si souvent prodigué, je vous dirais : ceci tuera cela.

L'hygiène est moins une science qu'une vertu, a dit Jean-Jacques, or cette vertu précieuse en tous temps n'a jamais eu plus de raison d'être cultivée que de nos jours. En effet si d'un côté, la moyenne de la vie humaine a augmenté sensiblement depuis un demi-siècle, on ne peut se dissimuler que notre race dégénère, et sans être un flatteur du passé, ce dont Dieu nous garde, nous devons bien reconnaître que la taille diminue, que les muscles s'atrophient, et nous pouvons dire comme l'un de nos éminents hygiénistes : « l'intelligence trône sur ces ruines qu'elle » a faites ou qu'on a faites en son nom, et le cerveau » absorbant à son profit toutes les forces vives de » l'organisme continue à usurper une sorte d'auto-» cratie maladive ». N'allons pas, comme toujours, pousser le cri de *caveant consules,* « que les consuls avisent, » ayons plus de confiance en notre propre initiative, et dans cette circonstance, comme dans beaucoup d'autres, n'attendons pas d'un destin favorable un remède efficace à cette décadence incontestée.

Au reste, persuadons-nous bien que notre volonté individuelle ou collective peut réduire à néant une multitude de maladies. Que, par une hypothèse consolante, nous bannissions de ce monde, l'alcool, ce poison qui tous les jours étend son œuvre de destruction, et dont Balzac a pu dire : « on s'est effrayé du choléra, l'eau-de-vie est un bien autre fléau » ; l'alimentation déplorable des nouveaux-nés dont on suppute aujourd'hui les victimes sans nombre ; l'éducation homicide si vertement flétrie par un de nos grands poëtes ; les excès précoces des passions, qui font de jeunes gens de vingt-cinq ans de petits vieillards profondément épuisés ; l'abus des plaisirs de la table, que le talent de véritables artistes stimule chaque jour, et ou la bête se livre sans frein à ses instincts désordonnés ; les excès de travail, travail manuel, qui use les corps les plus robustes mais dont, grâce à Dieu, les machines sont appelées à diminuer les dangers, travail intellectuel, qui lui aussi a son long martyrologe, et qui fait sombrer à la fois et le corps et l'esprit, bannissons donc cette longue étiologie de nos maux, et dites-moi si une large part du cadre pathologique ne disparaîtrait pas à jamais.

De l'individu passons à l'espèce : que la puissance de l'industrie, qui a réuni la Méditerranée à la mer des Indes, qui bientôt aura percé le Mont-Cenis, rendu leur salubrité ancienne aux bords du Gange et du Brahma Poutra, ce berceau actuel du choléra asiatique ; que des mesures sanitaires rigoureuses fassent avorter à leur naissance ou empêchent tout au moins la propagation de la peste et de la fièvre jaune ; que les marais pestilentiels qui couvrent encore 500 mille hectares de notre France soient fertilisés par une agriculture intelligente, comme ceux de la Sologne ; que les cités fassent circuler à profusion l'eau, l'air et le soleil dans leurs rues élargies ; que les familles prudemment averties évitent les dangers des unions consanguines et des affections héréditaires ; que l'économie sociale complète la grande œuvre déjà commencée de l'extinction de la misère ; que tous les hommes éclairés se coalisent pour lutter contre cette autre peste, qu'on appelle l'ignorance ; et demandons-nous si le terrible catalogue des maux qui affligent l'humanité ne serait pas réduit à sa plus simple expression.

Utopies, me direz-vous, que toutes vos hypothèses fantaisistes. La puissance humaine pourra-t-elle jamais s'élever si haut qu'elle dompte le génie du mal ?

N'aurons-nous pas toujours à redouter les épidémies, par exemple ? Quelle prétention est la vôtre de détruire ces châtiments que le ciel en sa fureur

> Inventa pour punir les crimes de la terre !

Êtes-vous bien venu à nous parler de l'influence des progrès de l'hygiène dans une cité si éprouvée naguère par le fléau de l'Inde ? Mais, Messieurs, consultons l'histoire, la meilleure école de l'homme et des peuples, et pour nous restreindre à celle de notre ville, n'y voyons-nous pas les pestes succédant aux pestes pendant ces longs siècles de ténèbres, qu'on appelle le moyen-âge. Ai-je besoin de citer l'an 1008, où le fléau enleva 7 à 8,000 habitants ? Pendant les XI^{mo}, XIIme et XIIIme siècles, dix ans ne se passent pas sans qu'il ne sévisse avec fureur. En 1349, la contagion part de l'extrême Orient, comme le choléra, et après avoir semé la mort sur son passage, vient s'abattre sur notre malheureuse ville. Le cimetière de la Chaussée est insuffisant pour contenir toutes les victimes, on est forcé d'en ouvrir un autre sur les bords de la Rhonelle, qu'on appela l'Attre Gertrude.

En 1515, 6,000 personnes succombent ; la rue des Anges, que ne protège pas son nom, est la plus châtiée.

En 1571, au moment de l'invasion des Huguenots, nouvelle épidémie, « deux pestes pour une », dit un pieux chroniqueur.

A la fin du XVIme et pendant le XVIIme, le fléau reparaît périodiquement avec intensité, lorsqu'enfin la conquête française, qui eut au moins pour nous cet avantage, fait tomber l'étroite et haute enceinte qui étreignait Valenciennes, et la remplace par les remparts beaucoup moins élevés de Vauban. Les améliorations qui en furent la suite éloignèrent pour toujours des épidémies aussi meurtrières.

Pouvons-nous comparer ces affreux désastres à ce que nous avons observé dépuis le commencement de ce siècle ? A quoi donc attribuer cette amělioration, sinon aux progrès de la civilisation et à ceux de l'hygiène qui en sont la conséquence.

Mais sans remonter aussi loin dans l'histoire, n'avons-nous pas vu depuis 80 ans, c'est-à-dire depuis la Révolution française, la moyenne de la vie humaine s'élever de 30 à 38 ans ; et pendant le premier quart de ce siècle nous avons laissé sur les champs de bataille de l'Europe au moins deux millions de nos jeunes hommes les plus robustes et les plus vigoureux, et pour produire une partie de la génération actuelle il n'est resté au foyer domestique qu'une population maladive et sans vigueur. Jugez donc combien cette moyenne eut été plus encourageante si nous n'avions pas eu à traverser cette période de nos annales, que je n'ai pas à juger ici.

Devons-nous donc désespérer d'arriver par un progrès soutenu à un résultat plus satisfaisant encore ? Ne soyons pas fataliste, et pénétrons-nous bien de cette idée féconde que la grande majorité des maladies qui viennent fondre sur nous est ou notre propre fait ou doit être attribuée à ceux qui nous entourent ou nous ont précédés.

Que le chrétien, dans sa foi profonde, s'écrie du fond de l'âme, que la volonté de Dieu soit faite ; que le fils de Mahomet, prosterné sur le marbre de la mosquée, accepte avec la plus vive résignation les décrets d'Allah, nous comprenons sans nul doute ce sentiment d'humilité. Mais Dieu n'a pas fait l'homme à son image pour ne lui réserver que l'instinct de la brute ; il l'a doué d'une puissante activité intellectuelle, et c'est guidé par la raison que l'homme a le devoir de lutter avec persévérance contre les causes de destruction qui l'obsèdent de toutes parts.

Je me suis efforcé, Messieurs, de vous faire bien saisir l'utilité de la science de l'hygiène, dont l'objet est d'abord de nous montrer les dangers que peut courir notre santé, et en second lieu de nous tracer la voie à suivre pour les éviter. Cette science, dont vous entrevoyez dès maintenant l'étendue, se divise naturellement en hygiène publique et en hygiène privée ; par les considérations que j'ai eu l'honneur de vous présenter plus haut, vous avez déjà pressenti la matière de chacune de ces deux divisions : l'hygiène publique touche à la météorologie, à l'industrie, aux sciences physiques et naturelles, à l'économie sociale et politique, etc. ; l'hygiène privée exige en plus des connaissances solides en anatomie et en physiologie humaines.

Cette vaste carrière, je ne puis avoir la prétention de la parcourir avec vous dans les limites d'une causerie d'une heure. Nous laisserons donc de côté tout ce qui concerne l'hygiène publique, et nous ne dirons que quelques mots d'une petite section de l'hygiène privée, mais qui a toujours le privilége de l'actualité, je veux parler de l'alimentation. Il ne me serait guère possible, comme au professeur de chimie ou de physi-

que, de soumettre à votre observation la partie expéri-
mentale de mon sujet. Je prendrai donc l'extrême
liberté de vous inviter, Messieurs, à un repas scrupu-
leusement hygiénique, mais tout à fait fantastique,
rassurez-vous, et que n'auront préparé ni les Potel ni les
Chevet. Là nous deviserons ensemble entre la poire
et le fromage sur notre science de prédilection, et
si vous n'avez pas lieu d'être satisfaits des talents de
mon cordon bleu, vous vous retirerez au moins l'estomac sans peur et sans reproche.

Comme nous avons banni toute étiquette, je me
risquerai à vous demander si vous avez appétit. Vous
savez que la plupart de nos fonctions organiques s'exé-
cutent sans la participation de notre volonté : votre
cœur se passe bien d'une permission pour envoyer
dans les artères le sang revivifié, votre foie sécréte
la bile, vos reins le liquide urinaire, bon gré malgré ;
mais pour que votre digestion s'effectue, il faut que
vous fournissiez, et en temps, des matériaux conve-
nables à l'estomac. Or un indicateur, une sonnette
d'alarme est là qui prévient votre conscience du moment opportun. C'est cette sensation qui constitue le
sens de l'appétit, qui lui-même précède la faim. Je n'ai
pas besoin de vous apprendre combien ce sens est
variable suivant les âges, les sexes, les climats ; je
n'ai pas besoin de vous rappeler l'influence de l'habitude, telle que les heures de repas, sont presque cons-
tamment marquées par l'apparition de cette sensation
qui se transforme en un véritable tourment lorsqu'on
tarde à la satisfaire. On a dit « que le Créateur en
» obligeant l'homme à manger pour vivre, l'y invite
» par l'appétit et l'en récompense par le plaisir. »

Mais il y a, pour ainsi dire, deux appétits, celui de l'estomac, qui a pour fin plutôt l'avaller que le gouster, d'après Montaigne, et celui du palais, qui plus que le premier demande à être contenu. Ne craignez pas, du reste, que pour aiguiser l'un ou l'autre de ces appétits, je vous offre, Messieurs, quelqu'une de ces liqueurs soi-disant apéritives dont on abuse tant aujourd'hui : j'ai nommé le vermouth et l'absinthe. Je n'anathématiserai pas trop le premier ; lorsqu'il est fabriqué de la bonne façon, il se rapproche de nos vins médicinaux d'absinthe ou de quinquina ; mais combien peu ne sont pas falsifiés !

Mais que dire de l'absinthe? La meilleure manière de vous la recommander, c'est de vous signaler le mot *d'absinthisme,* qu'on a dû créer pour désigner les terribles accidents que son abus détermine ; c'est de l'alcoolisme avec un degré d'abrutissement en plus. Ce redoutable poison vert exerce une fascination fatale, et l'abruti à qui on démontre d'une manière irréfragable la présence d'horribles ingrédients, tels que le vitriol bleu, élégamment qualifié de bleu éteint, n'en savoure pas moins avec la béatitude d'un Chinois « cette infusion de gros sous » comme disent nos soldats. On a bien dit que l'absinthe n'avait pas d'action plus pernicieuse que les autres alcooliques, et que, si elle était plus fâcheuse, cela tenait au moment où on l'absorbait ; mais il n'en est rien, et des expériences pratiquées sur des chiens ont démontré que l'alcool ne faisait que les griser, tandis que l'absinthe les tuait rapidement.

Mais c'est trop parler de ces affreuses drogues.

Avant de nous mettre à table, je vous dois prévenir

que nous prendrons notre temps, car si pour faire un sonnet « le temps ne fait rien à l'affaire », il n'en est pas de même pour le travail digestif. La première opération, par exemple, la mastication demande spécialement à être exécutée avec une certaine lenteur. L'aliment doit être suffisamment broyé et réduit en pulpe par les dents, non-seulement pour permettre son abord plus facile dans l'estomac, mais aussi parce que la salive exerce une action très-énergique sur un des éléments les plus répandus dans l'alimentation, la fécule. Il est bien démontré que la rapidité mise par certaines personnes à mâcher, ou plutôt à ne pas mâcher leurs aliments, est une cause fréquente de dérangements de l'estomac. Mais, me direz-vous, ne peut pas mastiquer qui veut? A ceux dont l'appareil dentaire laisse à désirer, l'art des Fattet et autres fabricants d'osanores, qui n'a pas seulement pour objet de « réparer des ans l'irréparable outrage » au point de vue de la régularité des traits, cet art, dis-je, offrira une ressource précieuse pour le travail digestif.

Mais pendant que nous causons, nous oublions que la formule sacramentelle a été prononcée, et que nous sommes servis. La première chose que nous remarquerons, c'est le pain ; inutile de vous faire connaître ce qu'est le pain, vous savez tous que c'est un aliment complet, contenant des matières azotées, féculentes, grasses, minérales. Vous savez qu'avant de transformer le blé en pain, il en faut éliminer une certaine quantité de son, c'est-à-dire le bluter. En ne blutant que très-peu on obtient le pain bis, qui doit au son restant son goût spécial, assez agréable. Autrefois pour avoir du pain aussi blanc que possible, on blutait à

30, c'est-à-dire que l'on ne conservait que 70 pour 100 de la farine. Mais aujourd'hui par certains procédés, et entr'autres par celui de M. Mege-Mouriés, on ne blute qu'à 18, et on obtient ainsi le bénéfice de l'économie et de la plus grande digestibilité. Des deux parties qui composent le pain, la croûte est la plus digestive et la plus nourrissante. Le pain rassis se digère mieux, parce qu'il est moins cohérent, plus friable et plus facilement imbibé par la salive. Comme pain de luxe, celui de gruau, aussi appétissant par sa blancheur qu'il est nutritif, à pourtant le défaut d'être un peu fade.

L'exorde de tout dîner est d'ordinaire le potage, à moins qu'il ne soit relégué au second plan par les huîtres. Cet intéressant molluque, qui est devenu si abondant et si peu coûteux, depuis qu'on le cultive avec tant de succès, est en somme un très-bon aliment d'une digestion facile. Je ne parle bien entendu que de l'huître parquée et non du coriace pied de cheval. Une coquille d'huître contient deux éléments, la chair et l'eau ; la première très-tendre, peu dense se dissocie aisément, et par l'analyse on y trouve la plupart des parties constituantes de la viande de boucherie. Quant à l'eau qu'elle renferme, beaucoup de personnes seront sans doute surprises d'apprendre que sa composition est toute différente de celle de l'eau de mer. Loin d'avoir son goût nauséeux, elle est au contraire fraiche et très-digestive.

Si nous disons un mot de l'huître du pauvre, la modeste moule, ce ne sera pas pour en faire un grand éloge : elle à trop de peccadilles à son compte pour que nous n'en proscrivions l'usage, sans nous appesantir ici sur les causes qui la rendent vénéneuse.

Et maintenant passons au potage et si vous le voulez bien nous nous contenterons du classique pot au feu de nos pères. Je me suis gardé toutefois de suivre le conseil du roi Vert Galant et de mettre la poule au pot. Le bouillon de poule d'une digestion facile est en revanche peu nourrissant, et ne convient qu'aux estomacs faibles ou convalescents, et s'il plaît à Dieu, nos convives ne sont pas dans ce cas. Le véritable bouillon c'est celui de bœuf. Les matières qui lui donnent ses propriétés nutritives sont l'osmazôme, la gélatine et la graisse. La première est la plus importante, elle forme la plupart des extraits de viande, dont il ne faut pas trop médire, bien que leur saveur ne soit pas toujours des plus agréables. La gélatine est très-digestible, mais peu alibile. Il y a quelque trente ans on fit grand bruit de l'alimentation par la gélatine extraite des os ; mais on vit bientôt qu'on s'en était exagéré l'importance. Malgré cela chez les convalescents les gelées de viande sont une ressource qu'il ne fandrait pas dédaigner.

Les matières grasses doivent être en petite proportion sous peine de rendre l'aliment indigeste.

Dans la préparation du bouillon on se propose d'enlever à la viande le plus qu'elle peut fournir de sucs nutritifs. Aussi doit-elle être mise dans l'eau froide, qui dissout en partie les principes solubles. Puis en élevant progressivement la température, la viande commence à se ramollir et à se dissocier, ce qui facilite la pénétration de l'eau entre ses fibres, et son action dissolvante.

Si on traite d'emblée la viande par l'eau bouillante on obtient un bouillon moins nourrissant, mais la chair est plus agréable, parce qu'elle perd moins de ses principes organiques.

L'addition des légumes est nécessaire pour augmenter la sapidité du bouillon, et celle des os le rend plus riche en sel et en gélatine.

Les Anglais ont une très-bonne préparation qu'ils appellent thé de bœuf ; c'est une infusion de morceaux choisis coupés en petits fragments sur lesquels on jette de l'eau bouillante. Mais laissons cela aux malades.

Rarement le bouillon se mange pur ; on a l'habitude d'y ajouter quelque fécule, pain grillé, tapioca, pâtes d'Italie. Ces dernières, ainsi appelées, parce qu'elles nous viennent d'Auvergne, sont confectionnées d'ordinaire avec des farines de blé dur. Quant au tapioca, avant de devenir cette fécule si appétissante que vous savez, c'était un terrible poison de la famille des euphorbes. Mais rassurez-vous, si je vous en offre, c'est qu'il a été suffisamment séché au feu par les nègres de Bahia ou de Rio-Janeiro, et débarrassé ainsi de l'acide prussique qu'il renfermait.

Après le potage, un doigt de vin est le bienvenu. C'est, dit-on, le coup du médecin. Un seul reproche lui est adressé, et c'est par Messieurs les dentistes, qui trouvent dans la transition brusque du chaud au froid une cause de carie ou tout au moins de douleurs dentaires.

Ce serait le moment de servir le bouilli, mais après notre petite dissertation sur le pot-au-feu, je serais, je crois, bien mal reçu, de vous présenter ce fantôme de la viande. Osmazôme, gélatine, albumine, matières grasses, sels, etc., l'eau lui a presque tout enlevé, pour ne lui laisser que la fibrine, et franchement, c'est bien peu pour satisfaire l'estomac.

Le remplacerons-nous par les pâtés à la viande ?

Est-il rien de plus illogique que d'aller, au début d'un repas, se bourrer l'estomac de hachis pleins de graisse, dont on stimule les propriétés digestives en y joignant une pâte lourde et à peine cuite. Arrivons donc hardiment aux choses sérieuses et qu'un bon rôti réponde à notre appétit aiguisé.

La viande crue est l'idéal de l'aliment nourrissant et digestible. Elle est tellement assimilable qu'on la recherche spécialement pour les estomacs en mauvais état ; mais malgré ces qualités, sa saveur fade la fait repousser, et la cuisson a pour but de développer en elle cet arôme particulier qui flatte en même temps le goût et l'odorat. La viande pour être bien alibile doit être saisie par un feu vif, et dans ce cas voilà ce qui se passe : les sucs albumineux de la surface instantanément coagulés forment un enduit presque imperméable qui s'oppose à la sortie des sucs intérieurs. La chair possède alors toutes ses qualités.

Chaque espèce animale a son arôme particulier qui devient une sorte d'excitant de l'appétit, et stimule les fonctions de sécrétion du tube digestif.

Le bœuf est à la fois la plus nutritive des viandes et la plus digestible ; c'est l'aliment réparateur par excellence, qui convient à peu près également à tous les tempéraments, à tous les âges. Mais il y a de grandes variétés suivant les parties de l'animal. Les morceaux les plus fins, tels que l'aloyau et le filet, ne sont pas seulement estimés à cause de leur saveur, mais aussi à cause de leurs qualités substantielles. Les viscères tels que le foie, les reins, la cervelle sont de beaucoup inférieurs aux muscles, sous le rapport hygiènique.

Ne médisons pas trop de la viande de vache qui autrefois était généralement repoussée. Cette réprobation s'expliquait par la mauvaise alimentation de l'animal et le peu de soin qu'on en prenait. Il n'en est plus de même aujourd'hui, et il est établi que la vache entre à peu près pour un tiers dans la viande livrée par la boucherie sous prétexte de bœuf.

Il y a quelques années je me serais permis de vous servir quelque filet de cheval ; mais hélas ! cette mode a bien vite passé, et Dieu sait pour quel motif. Cette viande que Saint Boniface et le pape Grégoire III, que le Dalaï Lama lui-même avaient pris la peine de proscrire comme impure, ne mérite ni cet excès d'honneur, ni cette indignité. Il est bien démontré qu'elle est des plus salubres, et que son usage n'entraîne aucun inconvénient ; mais on ne peut nier que sa saveur laisse beaucoup à désirer. Isidore Geoffroy St-Hilaire à surtout voulu prouver qu'un grand nombre d'indigents avaient une nourriture insuffisante, tandis qu'à côté d'eux une quantité de viande parfaitement saine, évaluée au sixième de la viande de bœuf ou de porc, était perdue pour l'alimentation. Depuis près d'un siècle la Suède l'a bien compris, et dans ces derniers temps, l'Autriche et la Belgique ont suivi ses traces ; mais la France, avec ce caractère à la fois léger et routinier, que l'Europe ne lui envie pas, n'a pas persévéré dans la voie intelligente ou elle était entrée.

Le mouton a à peu près la même valeur nutritive que le bœuf et la vache, dont il se distingue par un goût si caractéristique.

Le veau et l'agneau suivent le mouton : tissus moins fermes, saveur moins prononcée, plus riches en albumine qu'en fibrine, ces viandes sont inférieures aux premières.

Le porc constitue à lui seul le tiers de la viande consommée dans notre pays ; dans les campagnes il entre au moins pour moitié. Certes, Dom Pourceau à bien ses qualités ; facile et peu coûteux à élever, sa chair se conserve longtemps et se prête à une infinie variété de préparations ; mais il faut bien reconnaître qu'elle est dense, serrée, d'une digestion pénible, défaut que rachète son goût appétissant. Les deux parties les plus saines sont le filet et le jambon ; pour la plupart des autres préparations, les estomacs les plus valeureux ont seuls le courage d'en affronter l'ingestion.

Mais le porc est bien coupable d'autres méfaits ; car c'est dans sa chair que se produit le parasite qui détermine le tœnia ou ver solitaire de l'homme. Le danger n'existe qu'avec la viande crue ; il ne disparaît qu'en partie par la fumure, mais est entièrement conjuré par la cuisson. On n'est pas encore bien apaisé sur l'influence de la salaison à cet égard.

Un autre parasite, dont on a un peu exagéré les ravages, a fortement ému le public dans ces dernières années ; nous voulons parler de la trichine. Le moyen le plus sur de tuer les trichines c'est de soumettre la viande pendant assez longtemps à une chaleur intense.

Malgré la fermeture de la chasse nous ne nous priverons pas d'un peu de gibier. Celui de marais est bien de saison, mais la dureté de ses fibres le rend souvent indigeste. D'une manière générale, on peut dire que le gibier est un aliment des plus sains et des plus substantiels. Quant à la viande de venaison, elle est très-excitante et ne doit être consommée qu'avec modération.

Pas de dîner possible sans volaille. Après le bœuf, le mouton et le gibier, c'est sans conteste le poulet qui l'emporte sous le rapport des qualités nutritives. Il n'en est pas de même du dindon, du canard et de l'oie ; leur chair est plus ferme, plus riche en graisse et ces défauts sont encore augmentés par une nourriture appropriée ; on ne peut parler de ces volatils sans songer aux pâtés de foie gras, heureusement cet aliment, dont nous sommes loin de médire au point de vue de son goût si exquis, amène rapidement la satiété par l'énorme quantité de graisse qu'il contient. Si notre repas n'avait pas été si modeste, notre volaille eût été largement truffée. Vous savez combien la truffe, cette énigme botanique, a déjà exercé la sagacité des savants. On admet aujourd'hui que ce tubercule, la gloire du Périgord, est produit aux dépens des radicules des chênes noirs et verts, ainsi que des charmes et des noisetiers. Quelle qu'en soit l'origine, la truffe dont l'arôme est dû à une huile essentielle, est un légume d'une digestion difficile et dont le degré alibile est peu connu. Pour ses qualités extra-hygièniques, je me contenterai de vous renvoyer à certain chapitre de Brillat-Savarin.

Est-ce bien le moment de servir le poisson ? Je l'ignore, mais mes convives sont des plus indulgents, et il y aurait vraiment de l'ingratitude a oublier ici cette partie si intéressante de notre alimentation. Si la chair du poisson est d'une valeur nutritive bien moindre que les viandes de boucherie et de charcuterie, elle jouit cependant de propriétés alimentaires remarquables. On sait que le poisson forme la nourriture presque exclusive des pécheurs de nos côtes, dont la vigueur et la force ne laissent rien à désirer. Mais il y a poisson et poisson, les uns peu nourrissants se digérent aisément et sont des plus utiles pour varier le régime animal ; nous rangerons dans cette catégorie le merlan, le turbot, la sole, la limande, la carpe, le brochet, la raie, etc. Ceux de la seconde classe ont la chair colorée, dense, graisseuse, la matière azotée y est abondante , aussi nutritive que la viande, elle est aussi bien plus indigeste ; nous signalerons le saumon, le thon, l'esturgeon, l'anguille, etc., mais la sagesse des nations l'a dit depuis longtemps, c'est la sauce qui fait le poisson, et Domitien avait bien compris la portée de cette sentence lorsqu'il disait au sénat assemblé :

> Il s'agit d'un turbot, daignez délibérer
> Sur la sauce qu'on doit lui faire préparer.

En effet il n'est pas douteux que la lourde mayonnaise, ou l'indigeste sole normande, ne sont pas comparables à l'humble merlan frit.

A propos de poisson je dois dire un mot, que M. le professeur d'histoire naturelle me le pardonne, de la classe des crustacés. Peu nombreuse du reste, elle se réduit à l'écrevisse, la crevette, le homard, la langouste et le crabe. Les deux premières sont de beaucoup les plus faciles à digérer, quant aux autres, il est peu d'estomacs qui n'aient eu à s'en plaindre.

Passons maintenant aux légumes, dont la première place appartient à la pomme de terre. Ce tubercule, le type des féculents, présente à l'état de siccité absolue une composition chimique analogue à celle des céréales, mais il n'en est plus de même à l'état frais, et nous devons reconnaître que sous un volume considérable, il ne donne qu'une dose peu élevée d'éléments nutritifs. On se fait donc bien des illusions sur les qualités de la pomme de terre, car on a calculé que pour en consommer l'équivalent d'une ration normale de viande et de pain, il faut en absorber 5 à 6 kilos, et sous cet énorme volume on introduit dans l'organisme une quantité très-grande de graisse, qui mène à l'obésité. Usons donc avec modération de notre légume légendaire, mais malgré ses quelques défauts ne dédaignons pas ses précieuses qualités ; après tout c'est un aliment très-digestible, surtout lorsqu'il est farineux. C'est assez dire que les pommes de terre nouvelles sont moins favorables à la digestion.

A propos de féculents, n'oublions pas l'igname de la Chine, qui commence à bien s'acclimater et que je vous recommande comme un légume des plus délicats.

D'une manière générale on peut dire que la digestibilité des légumes est en raison inverse de leur valeur nutritive. Les farineux, pois, haricots, sont bien plus légers lorsqu'ils sont verts, et cependant ils contiennent plus d'eau et sont bien moins alibiles. Votre expérience personnelle vous a sans doute déjà largement démontré combien à l'état sec ces mêmes légumes sont mal supportés par l'estomac et l'intestin.

Parmi les féculents secs, celui qui l'emporte de beaucoup par sa valeur nutritive et sa digestibilité, c'est sans contredit cette panacée aimée des Dieux, qu'on écrit simplement lentille et qu'on prononce pompeusement *Revalescière*. Hélas ! oui, Messieurs, toutes ces attestations si emphatiques , qui tapissent la quatrième page de nos journaux , ne s'adressent qu'à cette vulgaire légumineuse dont Esaü semblait prévoir le succès, lorsqu'il vendait son droit d'aînesse pour un plat de lentilles. D'autres.... industriels , *ejusdem farinæ*, ne se sont pas mis si fort en frais pour trouver un nom à cette délicieuse et trop coûteuse farine ; ils l'ont appelée *ervalenta* ou *revalenta*, noms latins de ce légume. Ces quelques renseignements, je l'espère, ne feront pas tort à tous ces dons du ciel, plus souverains les uns que les autres ; pourvu qu'ils ne leur servent pas de réclame !

Les légumes herbacés diffèrent des farineux par une proportion plus faible de matières alimentaires, par une plus forte proportion d'eau, enfin par la présence de quelque principe aromatique variable avec les espèces. On peut les diviser en quatre catégories :

1º Les herbacés féculents, tels que la carotte, le salsifis ;

2º Les stimulants dans lesquels nous rangerons les choux, les navets, poireaux, oignons, asperges, cresson, etc ;

3º Les astringents, les artichauts ;

4º Les délayants, tels que les épinards, l'oseille, etc.

Les légumes de la première série sont les plus nourrissante en même temps que le sucre qu'ils renferment en facilite la digestion.

Ceux de la deuxième contiennent une certaine quantité de soufre. Je vous étonnerai fort, Messieurs, en vous disant qu'Hippocrate , (et par extraordinaire Galien ne dit pas non) recommande, avec tous les anciens, les choux comme un très bon aliment. Quelque bonne opinion que j'aie de vos estomacs, je crois fort qu'ils ne seront pas du même avis ; c'est en effet un des légumes les plus indigestes. Il l'est un peu moins lorsqu'il a subi une certaine fermentation et qu'on en fait la choucroûte, la *sauerkraut*, si chère à l'Allemand et à l'Alsacien.

Le cresson n'est pas à dédaigner, mais laissons-le à Messieurs les pharmaciens comme un très-bon dépuratif.

Le légume herbacé par excellence, c'est l'asperge ; non pas qu'il soit des plus nourrissants, mais la digestion en est facile, en même temps que sa légère amertume, si agréable au goût, stimule l'appétit. Nul n'ignore par quels effets se manifeste le passage dans le sang de la résine particulière de l'asperge, l'asparagine. Les artichauts s'en rapprochent un peu.

Les épinards et l'oseille sont très-recommandables.

Les aliments qui viennent de défiler devant nous ont nécessité pour leur préparation deux produits importants que nous ne pouvons passer sous silence, je veux dire : les œufs et les matières grasses.

L'œuf est le prototype de l'aliment complet; aussi sa consommation est-elle sans limite. Le poids moyen de l'œuf est de 50 à 60 grammes, coquille déduite. Le blanc en constitue les deux tiers, et n'est en quelque sorte qu'une dissolution très-étendue d'albumine, unie à des sels de soude, un peu de matière grasse et de glucose.

La composition du jaune est très complexe ; il renferme moitié d'eau, grand nombre de sels et le reste en matières grasses ou azotées. A l'état cru l'œuf est parfaitement digéré, il en est de même lorsque la cuisson est légère ; mais dur il devient des plus lourds. N'oublions pas que la coquille est éminemment perméable, et qu'il serait imprudent d'employer pour la cuisson une eau contenant en dissolution des substances toxiques.

Un seul mot des corps gras. L'utilité des corps gras doit varier suivant le genre de vie et surtout le climat. Voyez quelle énorme quantité d'huile de poisson consomme l'Esquimau ou le Groënlandais ? Ce régime serait déplorable dans nos possessions algériennes ou au Sénégal. Sous notre latitude, on ajoute les matières grasses aux aliments en les préparant, et cette dose légère est bien suffisante. Sous le rapport de leur digestibilité les matières grasses doivent être rangées dans l'ordre suivant : huile, beurre, graisse.

Nos aliments eussent été bien fades si l'on n'avait eu soin d'y ajouter quelques épices pour en relever le goût, en un mot, ce qu'on appelle des condiments. Le premier de tous est le sel ; on peut presque le regarder comme un aliment. Il est bien démontré aujourd'hui que le sel donne un surcroît de force et de vigueur en activant la puissance digestive de l'estomac, et que par suite il produit une augmentation assez rapide du poids du corps. A ce propos Barbier d'Amiens, cite ce fait curieux : « des seigneurs russes avaient voulu faire économie de sel pour la nourriture de leurs vassaux ; ceux-ci ne tardèrent pas à tomber dans un tel état de faiblesse et de langueur, qu'ils devinrent tout enflés, d'une pâleur morbide et que des vers se développèrent dans leurs intestins. »

A côté du sel nous devons placer le sucre, qui a, lui

aussi, toutes les qualités d'un aliment. Au point de vue de la digestion physiologique, il n'y a qu'une espèce de sucre, le glucose ; c'est en glucose que doivent se transformer tous les sucres pour être absorbés. A dose modérée le sucre ne peut avoir qu'une heureuse influence sur la digestion en raison de l'acide lactique auquel il donne naissance dans l'estomac, mais ce travail ne peut être répété trop souvent sans déterminer une excitation nuisible.

Quant à l'influence du sucre sur les dents, voici ce qui paraît établi : les dents affectées de carie peuvent subir une certaine altération, mais il n'est nullement prouvé que des dents dont l'émail est conservé soient endommagées par l'usage répété du sucre. Citons comme preuve la magnifique denture des nègres, qui cependant consomment tant de sucre.

Le vinaigre est le plus important des condiments acides. Vous savez que c'est un mélange d'eau et d'acide acétique dans la proportion de 1/20. On y ajoute quelquefois un gramme d'acide sulfurique par litre. Cela n'a guère de danger à petites doses, mais vous saisissez très-bien pourquoi les personnes accablées d'un embonpoint précoce s'adressent avec succès au vinaigre à hautes doses. Au point de vue de la digestion, le vinaigre aide la dissolution des viandes à fibres résistantes, telles que le bœuf bouilli, le porc frais, certains poissons, la salade, etc. Il y a au contraire inconvénient à assaisonner avec ce condiment les légumes secs, car il rend insoluble leur principe dominant. Certains condiments sont âcres, ainsi le poivre, la moutarde, l'ail ; d'autres sont aromatiques, comme la vanille, l'eau de fleurs d'orangers.

A une certaine époque on s'est exagéré l'influence irritante de certains condiments. Il n'est pas douteux que leur abus est nuisible, mais il est bon de noter que tous les animaux recherchent certains stimulants, que chez l'homme, même en dehors des habitudes de la vie aisée, nous en retrouvons l'emploi. N'est-ce pas un véritable condiment ce morceau de maroilles, fortement odorant, que dévore avec avidité sur son pain le robuste campagnard ?

Il est temps, je pense, d'arriver au dessert et pour l'hygiéniste ce n'est pas la partie la plus recommandable du repas. Les pâtisseries qui le composent malgré leur infinie variété sont le plus souvent indigestes et d'autant qu'elles contiennent plus de beurre et moins de sucres.

Les fruits sont préférables ; ils ont beaucoup d'analogie avec les légumes et se divisent en :

        Féculents : les châtaignes.

        Sucrés acides : groseilles, cerises, citrons.

        Sucrés : pommes, poires, raisins, prunes.

        Astringents : nèfles, coings.

        Huileux : noix, noisettes, amandes.

Les fruits de cette dernière catégorie sont plus lourds mais plus nourrissants. A dose modérée les fruits acides et aqueux forment une espèce de boisson acidule peu nutritive, il est vrai, mais en rapport avec la saison où on les consomme. Sous le rapport digestible les fruits varient beaucoup ; en première ligne, on peut placer les raisins, les pêches, les oranges, puis les fraises, les cerises ; en troisième lieu, les prunes, les poires, les pommes, les abricots, enfin les melons qui exigent pour leur digestion l'aide de condiments.

Quant aux confitures, elles forment un aliment très-sain et très-léger.

Mais, Messieurs, je m'aperçois, que moi, qui ai la prétention de vous prêcher l'hygiène, j'ai commis l'infraction la plus grave à ses principes élémentaires. Notre repas a été, j'ose du moins l'espérer, suffisamment copieux, et votre verre est jusqu'ici toujours resté vide. Et cependant le rôle de la boisson dans l'acte digestif est des plus importants. Les aliments que nous ingérons ne renferment qu'une trop faible quantité d'eau pour réparer les déperditions amenées par les excrétions de toute nature, il faut donc compenser cette perte par l'ingestion d'une certaine dose de liquide, qui aura encore pour effet de fluidifier les aliments et d'en faciliter l'absorption. La boisson la plus élémentaire, sinon la plus goûtée, est l'eau ; il me suffira de résumer en deux lignes ses caractères hygièniques ; elle doit être agréable au goût, limpide, incolore, inodore et d'une température fraîche ; ces signes se définissent d'eux-mêmes. Du reste les caractères des eaux potables sont si bien traités à cette même place par notre savant et si compétent professeur de chimie que je ne crois pas devoir m'y arrêter.

L'eau pure n'est pas la boisson par excellence à consommer pendant le repas ; aussi s'est-on depuis longtemps ingénié à lui donner des qualités légèrement stimulantes, capables d'activer le travail digestif. On a surtout choisi l'acide carbonique, et ainsi produit l'eau de seltz artificielle. Cette boisson dont on ne peut nier le goût agréable à cependant quelque inconvénient ; d'abord les matières premières employées sont souvent mal purifiées, mais en outre, elle renferme une trop grande proportion de gaz en dissolution. Les eaux gazeuses naturelles doivent autant que possible être substituées aux artificielles. Les plus connues sont St-Galmier, Condillac, Renaison, St-Alban, Soulzmatt.

J'ai hâte de vous servir autre chose que de l'eau et il est temps de s'adresser au *bon piot*, comme dit Rabelais. L'analyse chimique, qui ne respecte rien, a trouvé dans le vin les éléments suivants : l'alcool, le sucre, le tannin, des sels acides et parfois de l'acide carbonique. Les proportions de ces éléments sont aussi variables que les espèces de vins ; on a pu cependant arriver à la classification suivante :

1° Vins spiritueux secs ;

2°   »   »   sucrés ;

3°   »   astringents ;

4°   »   acides ;

5°   »   mousseux ;

6°   »   mixtes.

Ces derniers sont ceux dans lesquels aucun principe ne domine aux dépens des autres. Cette classe comprend la majorité des côtes du Languedoc, de la Bourgogne et de la Gironde ; c'est la boisson de table ordinaire ; le bordeaux plus tonique, le bourgogne plus excitant.

Vous savez que les vins mousseux sont ceux qu'on a soutirés et mis en bouteille avant que la fermentation ne soit complètement terminée, de sorte qu'elle s'achève dans la bouteille en produisant une certaine quantité d'acide carbonique dissous grâce à la pression. Ces vins tiennent du gaz leurs propriétés stimulantes en même temps qu'il les rend plus capiteux, mais nullement à la façon de l'alcool. Il est d'observation que l'ivresse produite par le champagne est éphémère, et ne mène pas à l'abrutissement de l'ivresse simplement alcoolique. N'oublions pas que le champagne est le vin qui donne lieu aux plus ingénieuses combinaisons chimiques, si bien qu'on a pu le définir : un vin qui donne bien des inquiétudes et qui est lui-même bien tourmenté.

Parmi les vins acides nous citerons ceux du Rhin et des environs de Paris. Les premiers sont peu recommandables comme usage journalier , surtout à cause des dérangements d'estomac qu'amène une trop forte proportion de sels acides. Quant aux seconds il est difficile de prononcer sans sourire les noms de Suresnes et d'Argenteuil.

Les vins astringents, ceux de Roussillon et de Provence, sont riches en tannin et remarquables par leur coloration. Peu estimables comme vins de table, réservons-les pour la pharmacie.

Les vins spiritueux sucrés sont des plus agréables, mais dangereux ; leur douceur et leur bouquet si suave excite à les consommer à haute dose, malgré leur degré d'alcoolisation. C'est dans cette classe que nous rangerons le Lunel, le Frontignan, le Malaga, etc.

Les spiritueux secs sont des plus capiteux et agissent à la façon des liqueurs alcooliques. Aussi demandez sur le Xérés, l'avis de sir John Falstaff, qui, Dieu merci, s'y connaissait, il vous dira que « le Xérés a un double effet; il vous monte au cerveau, y dessèche toutes les sottes, stupides et âcres vapeurs qui l'environnent, le rend sagace, vif, inventif et le remplit de conceptions légères, ardentes et délectables, qui, transmises à la voix, à la langue, deviennent d'excellentes saillies. »

Que dirons-nous de la bière ? sans hésiter que c'est une boisson agréable, tonique et tout à fait hygiénique. C'est la liqueur favorite des races saxonnes, et nous ne sachions pas que depuis tant de siècles qu'elles consomment la Cervoise, elles aient plus dégénéré que les races latines. Un litre de bonne bière représente environ 75 grammes de pain ; aussi comprendrez-vous aisément pourquoi les grands buveurs de bière arrivent à prendre de l'embonpoint presque sans nourriture. La proportion d'alcool y est très-variable suivant la provenance ; c'est ainsi que l'ale en contient 8 à 9 p. 0/0, tandis que la bière de Paris n'en renferme que 1 à 3. L'acide carbonique y varie aussi beaucoup. Quant au houblon, il augmente ses propriétés toniques et stimulantes.

Mais le moment est venu de savourer un délicieux moka, et ce n'est pas trop de l'alexandrin pour en chanter les louanges.

> Il est une liqueur au poëte plus chère,
> Qui manquait à Virgile, et qu'adorait Voltaire ;
> C'est toi, divin café, dont l'aimable liqueur,
> Sans altérer la tête, épanouit le cœur.
> A peine j'ai senti ta vapeur odorante,
> Soudain de ton climat la chaleur pénétrante
> Réveille tous mes sens sans trouble et sans cahots,
> Mes pensers, plus nombreux, accourent à grands flots ;
> Mon idée était triste, aride, dépouillée,
> Elle rit ; elle sort richement habillée,
> Et je crois, du génie éprouvant le réveil,
> Boire dans chaque goutte un rayon de soleil.

Delille avait raison ; le café est la boisson intellectuelle par excellence et son influence sur les fonctions du cerveau est des mieux établies. Que d'éminents écrivains ont manifesté une vive attraction vers cette infusion délicieuse? Voltaire, Fontenelle, Rousseau, dans le XVIIIe siècle; Honoré de Balzac dans le nôtre ; Balzac qui absorbait de vastes soupières de café, et se sentait seulement alors bien disposé à mettre en mouvement tous les personnages de son immortelle *Comédie humaine*.

Si notre repas n'eut été un modèle de sobriété, j'aurais bien insisté sur une des vertus du café, et j'aurais pu vous dire, comme un vieux poète :

> Ami, si le sommeil vient au milieu des pots
> Répandre ses pavots
> Et qu'un vin trop fumeux te brouille la cervelle,
> Prends du café ; ce jus divin,
> Pour chasser le sommeil et les vapeurs du vin,
> Saura te redonner une vigueur nouvelle.

Ce serait bien le cas, Messieurs, de vous servir ici quelque verre de liqueur, mais je me réserve ce plaisir pour le jour où nous causerons ensemble, si vous le permettez, de l'influence des alcooliques sur l'économie humaine.

Il est, du reste, bien temps de nous lever de table, si nous ne voulons oublier les préceptes de l'hygiène pour ceux de Brillat Savarin.

Lorsque dans l'ancienne Rome le visiteur franchissait le seuil de la maison, un mot incrusté sur la dalle en riche mosaïque, frappait immédiatement son regard : *Salve*, sois sain et sauf, disait au nouveau

venu l'inscription consacrée. Au sortir de cette conférence que m'a suggérée la plus vive sollicitude pour
votre santé, permettez-moi, au moment de prendre
congé de vous, de vous dire comme la devise antique :
Salve.

Un mot encore :

Aujourd'hui, Messieurs, se termine la série de
Conférences d'hiver organisée par l'Association valenciennoise de l'Enseignement populaire.

Avant de nous séparer, je tiens à vous dire, au nom
de la société, combien nous avons été profondément
touchés de votre empressement à assister à nos
réunions. Vous avez compris le sentiment qui nous
a associés pour une noble cause, et vous avez voulu
participer à notre œuvre naissante. Vous avez compris que notre riche pays était teinté d'une nuance
bien sombre sur la carte de l'instruction publique
en France, et qu'il était temps de passer l'éponge sur
cette tache humiliante. Grâces vous en soient ren-
dues ! Permettez-nous de compter sur une coopé-
ration plus efficace encore, car vous êtes des nôtres
Messieurs, vous tous qui croyez que les bienfaits de
l'instruction dont vous avez le bonheur de jouir, vous
les devez partager avec les déshérités de la fortune ;
vous êtes des nôtres, Mesdames, vous toutes dont la
charité intelligente aime à mettre à côté du pain qui
sauve le corps défaillant, le livre qui relève l'âme
abattue. Ayez confiance dans la voie que nous nous
proposons de suivre. Notre œuvre mal comprise de
beaucoup, calomniée par quelques-uns n'est ni l'œuvre
d'une ligue dangereuse, ni l'œuvre d'un parti, ou

plutôt soyons sincères : oui nous sommes une ligue, mais une ligue du bien public, oui nous sommes un parti, mais le parti des cœurs généreux qui croient de leur devoir de former d'honnêtes gens et de bons citoyens, et sur le drapeau que nous tiendrons haut et ferme et largement déployé, vous n'y verrez que cette devise : GUERRE A L'IGNORANCE.